BARBACOA

Las recetas simples y auténticas de ninja foodi grill lo ayudarán a preparar deliciosos alimentos para barbacoa y freidora

(Libro de cocina de barbacoa para principiantes)

Thomas Santamaria

TABLA DE CONTENIDOS

Hamburguesa De Verano Hecha Con

Feta Y Queso Gourmet Para Untar

Ingredientes

- 1 tazas de queso feta desmenuzado
- 1/2 taza de vino tinto
- huevo
- cucharadita de sal
- cucharadita de pimienta negra recién molida
- tomate reliquia grande, en rodajas
- cebolla roja mediana, en rodajas
- hojas de hojas de lechuga de hoja verde
- rollos de Kaiser, divididos
- paquete de crema de queso (8 onzas), suavizado
- diente de ajo, picado
- cucharadas de albahaca fresca picada
- cucharada de eneldo fresco picado

- cucharadas de aceite de oliva virgen extra
- diente de ajo, picado
- cebolla roja picada
- 1/ 2 libras de carne picada
- 1/2 de libra de salchicha de cerdo molida

Direcciones

1. En un tazón mediano, combine el queso crema, 2 diente de ajo picado, albahaca y eneldo.
2. Cubra y reserve.
3. Caliente el aceite de oliva en una sartén mediana a fuego medio y cocine 1-5 diente de ajo picado y cebolla durante 5 a 10 minutos, o hasta que esté transparente.
4. Retirar del fuego y dejar enfriar.
5. Precaliente una parrilla al aire libre para obtener alta temperatura y rejilla con aceite ligero.
6. Mientras la parrilla se está calentando, mezcle suavemente el ajo cocido y la

cebolla, la carne picada, la salchicha de cerdo, el queso feta, el vino tinto, el huevo, la sal y la pimienta en un tazón grande.

7. No trabaje demasiado la mezcla de carne. Divida en 10 a 15 partes iguales y forme empanadas.

8. Ase las empanadas en la parrilla precalentada durante 15 a 20 minutos por lado, hasta que estén bien cocidas.

9. Tueste los panes partidos en la parrilla por 1 a 5 minutos.

10.   Ensamble las hamburguesas extendiendo 1 cucharada de queso y la hierba se extendió a la parte superior e inferior de cada rollo.

11.   Coloque las empanadas en la mitad inferior de los rollos y coloque una rodaja de tomate, cebolla roja en rodajas y una hoja de lechuga en cada hamburguesa.

12.   Agregue las tapas del rollo y sirva.

Tapenade

Ingredientes

8 filetes de anchoas

1 a 5 dientes de ajo

Aceite de Oliva: cantidad necesaria

Pimienta

400 gr de aceitunas negras descarozadas

4 cucharaditas de alcaparras

Preparación

1. Com uma faca, pique finamente os seguintes ingredientes: azeitonas, alcaparras, anchovas, alho e ervas frescas.
2. Em seguida, misture em uma tigela enquanto despeja lentamente o azeite.
3. Descanse na geladeira.
4. Embora a argamassa possa ser usada, não recomendo uma batedeira ou liquidificador.
5. Você também pode adicionar pinhões e, se tiver tempo, pode espalhar uma camada grossa de tapenade na massa folhada e assar em forno moderado até dourar e ficar crocante.
6. Como aperitivo, você receberá saborosos pedaços de tapenade, ou simplesmente comê-lo com pão caseiro bem tostado.

7. Delicioso.

Naranjas Sanguinas Con Glaseado

Dulce

Ingredientes

---

4 cucharadas de miel

4 cucharadas de menta picada

500 g de yogur natural

12 naranjas sanguinas

4 cucharadas de azúcar glas

1 cucharadita de canela

Para el aderezo:

Preparación

Precaliente la parrilla.

1. Exprimir una naranja y mezclar el zumo con el azúcar glas y la canela.
2. Pelar y cortar en cuartos las 5-10 naranjas sanguinas restantes.

3. Sumerge los cuartos de naranja en la mezcla de azúcar y colócalos en un plato llano.

4. Cocinar durante 5-10 minutos bajo una parrilla caliente.

5. Rociar con el resto de la mezcla de zumo y azúcar y asar durante 5-10 minutos hasta que las naranjas estén ligeramente doradas.

6. Mezclar el yogur natural con la miel y la menta y servir con las naranjas.

Brocheta de pastor árabe

Ingredientes

- 8 Cebolla(s)
- Limón(es), cuyo zumo
- 16|hojas de laurel
- |Sal y pimienta
- |Aceite de oliva

- 2 kg de carne de cordero
- 4 berenjenas
- 2 pimiento(s) rojo(s)
- 2 pimiento(s) verde(s)
- 4 tomates firmes

Preparación

1. Cortar el cordero en trozos cuadrados de 5-10   cm. Mezclar bien 1-5 cucharadas de aceite de oliva y el

zumo de 1 limón, verter sobre la carne y mezclar.

2. Espolvorear pimienta y sal por encima, y colocar unas rodajas de cebolla y hojas de laurel por encima.

3. Tapar el bol y meter la carne en la nevera para que se marine durante 5-10 horas.

4. Ensartar los trozos de carne alternativamente con la cebolla, el tomate, la berenjena, las rodajas de pimiento y las hojas de laurel en 5-10 brochetas grandes.

5. Unte la rejilla de la parrilla con aceite de oliva y ase las brochetas durante unos 20 minutos por todas partes.

6. Servir lo más caliente posible.

Pan Pita Con Hierbas

Ingredientes

- 16 cebollas tiernas
- 2 cucharada de zumo de limón
- 16 pimientos (jalapeños)
- 2 cebolla(s)
- 4 dientes de ajo
- 4 pimiento(s) rojo(s)
- 2 pizca de comino molido
- |Sal y pimienta

- 100 g de filete de pechuga de pollo, cortado en tiras
- 6 cucharadas de yogur natural
- 2 cucharadita de chile en polvo
- 6 cucharadas de zumo de lima
- 2 cucharada de cilantro fresco picado
- 2 pimiento verde
- 6 cucharadas de aceite de girasol
- 8 panes de pita

- ½ cabeza de lechuga iceberg
- 12 tomates

Preparación

1. Lavar el chile verde, quitarle las semillas si es necesario y picarlo finamente.

2. Mezclar el yogur, el chile en polvo, el zumo de lima, el cilantro, 1-5 cucharada de aceite y el chile verde.

3. Sazonar al gusto con sal.

4. Colocar el pollo en un bol grande. Verter la marinada sobre la carne y mezclar bien.

5. Cubrir con papel de plástico y dejar marinar en la nevera durante unas 2 horas.

6. Calentar la parrilla.

7. Para la salsa de chile, calentar el aceite restante en una cacerola pequeña.

8. Picar la cebolla y el ajo y añadirlos al aceite caliente.

9. Saltear a fuego lento hasta que estén translúcidos y ligeramente dorados, unos 5-10 minutos.

10. Mientras tanto, lavar, pelar, quitar las semillas y picar 5-10 tomates.

11. Añadir al ajo y la cebolla junto con los chiles rojos y el comino picados y sazonar todo con pimienta y sal.

12. Hervir durante 25 a 30 minutos y espesar ligeramente. Mantener la salsa caliente.

13. Escurrir el pollo y reservar la marinada.

14. Ensartar la carne en las brochetas de madera previamente remojadas y asar a fuego medio durante –5 a 10 minutos, hasta que esté bien cocida.

15. Darle la vuelta con frecuencia y cepillar con la marinada.

16. Mientras tanto, cortar los panes de pita y tostarlos ligeramente en la parrilla. Rellene los panes con tiras de lechuga, rodajas de tomate, cebolletas y pollo.

17. A continuación, rocíe con zumo de limón y cubra con los jalapeños.

18. Sirve con la salsa de chile.

Muslos De Pollo Sobre Una Cama De Puré De Patatas Y Verduras A La Plancha.

Ingredientes

- 4 bulbo(s) de ajo fresco(s)
- 400 ml de salsa (salsa barbacoa casera)
- 2 ramita/s de romero
- 4 ramitas de tomillo
- un poco de sal
- un poco de pimienta, recién molida
- un poco de aceite de oliva

- 8 muslos de pollo grandes, con la parte trasera
- 20 patatas medianas, jóvenes
- 8 cebollas medianas, rojas
- 6 pimientos medianos, rojos

Preparación

1. Unte los muslos de pollo con la salsa BBQ, lave bien las patatas, cepíllelas y córtelas en gajos y sazónelas con la marinada BBQ, sal y pimienta.

2. Pincela una fuente de horno/horno con un poco de aceite de oliva, coloca las cuñas de patata dentro y pon los muslos de pollo encima. Introdúzcalos en el horno mientras esté frío y programe el horno a 400 grados de calor arriba y abajo.

3. Pela la cebolla, pártela por la mitad y córtala en tiras finas.

4. Lavar y limpiar los pimientos y cortarlos en trozos.

5. Cortar las cabezas de ajo en cuartos. Cuando el horno alcance los 250 grados, dejar que los trozos de patata se asen con los muslos de pollo

durante 35 a 40 minutos, retirar del horno, sacar los muslos, verter el caldo, añadir sal y pimienta, añadir la cebolla, el pimiento y el ajo, mezclar con las patatas, añadir el tomillo y las ramitas de romero, volver a poner los muslos encima y dejar que sigan cociéndose otros 60 minutos a fuego reducido.

6. Retirar y servir inmediatamente.

7. La carne se desprenderá del hueso, pero no estará seca.

Gajos Picantes De Boniato A La Parrilla

Ingredientes

- 2 cucharadita de salsa de chile
- |Sal y pimienta del molino
- 200 g de boniato(s)
- 4 cucharadas de aceite

Preparación

1. Hervir los boniatos durante unos 20 minutos.

2. Pelar y cortar en rodajas gruesas.

3. Mezclar el aceite y la salsa de chile y sazonar con sal y pimienta.

4. Untar un lado de las rodajas de boniato con la mezcla, colocar el lado cubierto en la parrilla y asar durante unos 5-10 minutos.

5. Untar también la parte superior con la mezcla, dar la vuelta y asar durante otros 5-10 minutos hasta que esté bien crujiente.

Shashlik al estilo ruso

Ingredientes

- 8 hojas de laurel
- 2 botella de agua mineral
- 2 cucharada de sal
- 2 cucharadita de pimienta negra
- 2 pizca de pimienta de cayena

- 6 kg de cuello de cerdo deshuesado o carne de cordero
- 2 botella de cerveza, 2 taza de mostaza, medio caliente
- 12 cebollas grandes
- 20 bayas de enebro
- 2 cucharada de salsa 8 dientes de ajo picados o granulados
- 2 cucharadita de hierbas 2 rebanada de pan

Preparación

1. Poner una botella de Hefeweizen y otra de Sprudel en un recipiente grande con tapa.

2. Picar las cebollas, las hojas de laurel y el ajo, añadir la mostaza, las cebollas, las bayas de enebro, la sal, la pimienta, etc. al recipiente y mezclar.

3. Desmenuzar la rebanada de pan moreno en él.

4. Cortar la carne en trozos de 6 x6 cm e introducirlos en la marinada.

5. Mezclar todo de nuevo y refrigerar tapado durante al menos 20 a 24 horas.

6. Remover varias veces.

7. Poner los trozos de carne en los pinchos y extenderlos sobre la parrilla caliente.

8. Hay que dar la vuelta a la carne constantemente para que quede bien tierna.

9. Dependiendo del gusto, la carne puede asarse un poco más picante.

10. Las ensaladas de temporada, el pan, los panecillos, etc.

11. van bien con esto.

Quesadillas a la parrilla

Ingredientes

- 2 lata de maíz
- 2 manojo de perejil
- 400 g de pechuga de pollo
- 400 g de queso rallado, Cheddar o Emmental
- |Aceite

- 16|Tortilla(s), aproximadamente un paquete
- 400 g de queso fresco natural
- 2 manojo de cebollas tiernas
- 16 tomates cherry
- 4 chiles, por ejemplo, jalapeños

Preparación

1. Picar muy fina la carne y sofreír en una sartén con un poco de aceite.

2. Deja que se enfríe.

3. En un tazón, combine el maíz escurrido, las cebollas tiernas en rodajas, los tomates cortados en cubitos, el chile en rodajas y el perejil picado.

4. Añadir la carne que se ha enfriado.

5. Extienda el queso crema uniformemente hasta los bordes de las tortillas.

6. Esto facilita el llenado, reduciendo la cantidad de esfuerzo requerido.

7. Rellenar con la mezcla preparada y cubrir con el queso rallado.

8. Doble y presione firmemente.

9. Siempre uso un plato adicional como peso superior.

10. Asa las tortillas por ambos lados hasta que estén doradas y el queso se derrita.

11. Sirva inmediatamente después de cortar por la mitad y sirva de inmediato.

dorada a la barbacoa

Ingredientes

- 2 cucharadita de tomillo fresco
- 16 limones en rodajas, sin tratar
- 2 pizca de sal
- 4 cucharadas de aceite de oliva
- 2 pizca de pimienta negra

- 8 pescados medianos
- 8 cucharaditas de mostaza, medio picante
- 160 g de queso (halloumi)
- 2 cucharada de eneldo recién picado

Preparación

1. Cortar las panzas de los besugos por la mitad y untarlas con mostaza.

2. Cortar el queso halloumi.

3. Rellena el pescado con dos rodajas de limón, dos rodajas de halloumi y las hierbas.

4. Aplique aceite de oliva a la piel del pescado y sazone con sal y pimienta.

5. Asa el besugo sobre brasas de 5 a 10 minutos por lado.

6. Si se pueden quitar las aletas de la cola del pescado, está bien cocido.

7. Sirva con baguette de hierbas frescas y pimientos rellenos de queso.

Pimientos Rellenos

Ingredientes

- |Pimienta
- |Sal
- 2 manojo de eneldo
- 2 manojo de perejil

- 6 pimientos rojos
- 500 g de calabacín
- 6 |Tomate(s)
- 2 10 0 g de queso feta
- 100 g de mantequilla

Preparación

1. Cortar los pimientos por la mitad a lo largo, quitarles las semillas y lavarlos.

2. Envuelva las mitades de los pimientos con papel de aluminio.

3. Cortar el calabacín, los tomates y el queso feta en dados, mezclar, salpimentar y rellenar las mitades del pimiento.

4. Picar las hierbas y espolvorear sobre la mezcla, colocar la mantequilla en escamas sobre las hierbas.

5. Cocinar en una parrilla caliente durante unos 45 a 50 minutos.

6. Si queda algo del relleno, lo relleno en los tomates.

7. Sin embargo, ase los tomates durante no más de 20 minutos

Use Una Marinada Para Ablandar La Carne A La Parrilla.

Ingredientes

- 2 cebolla picada muy fina
- 2 paquete de hierbas, congeladas o secas (hierbas de jardín)
- ½ de cucharadita de copos de chile
- 10 cucharadas de mostaza
- 4 dientes de ajo picados muy finos

- 500 ml|aceite
- 250 ml de agua
- 6 cucharadas de vinagre (de vino)
- 10 cucharadas de salsa de soja
- 10 cucharadas de miel

Preparación

1. Ponga todos los ingredientes en la batidora y mézclelos.

2. Coloque la carne en capas alternas con la marinada en un bol y déjela reposar en el frigorífico durante al menos 5 horas, preferiblemente toda la noche.

3. Suficiente para 5-10 chuletas de cuello grandes.

El Mejor Salmón

Ingredientes

- 120 ml de miel
- 160 ml de zumo de naranja, preferiblemente recién exprimido
- 4 porciones de filete de salmón

- 2 cucharadita de jengibre en polvo
- 2 cucharadita de ajo en polvo
- 160 ml de salsa de soja

Preparación

1. Mezcle los 5-10 primeros ingredientes.

2. Si es posible, deje marinar el pescado durante toda la noche en la nevera.

3. Asar el salmón marinado hasta que esté en el punto deseado.

4. Si no hay tiempo para marinar, yo cocino el salmón al vapor en la marinada.

5. Para ello, calienta una sartén, añade el salmón y la salsa y cuece al vapor suavemente.

6. Esto va bien con patatas, ensalada de patatas o arroz.

Muslos En Marinada Teriyaki

Ingredientes

- 6 dientes de ajo
- 2 trozo(s) de jengibre (del tamaño de una uña)
- 4 pimientos rojos secos
- 2 cucharada de azúcar moreno

- 20 muslos de pollo
- 600 ml de zumo de piña
- 250 ml de salsa de soja
- Jugo y ralladura de limón(s)
- 2 cebolla(s) mediana(s)

Preparación

1. Pelar la cebolla y el ajo, cortar la cebolla en dados finos y el ajo en trocitos.

2. Picar también finamente los chiles y rallar finamente el jengibre.

3. Poner el zumo de piña, la salsa de soja y el azúcar en un cuenco grande, rallar la cáscara de limón en él y verter el zumo.

4. Añadir también el jengibre, el ajo y la cebolla y mezclar bien.

5. Enjuagar los muslos bajo el grifo, secarlos y añadirlos a la marinada.

6. Dejar marinar durante al menos 5 horas, dándoles la vuelta de vez en cuando.

7. Sin embargo, yo dejo los muslos en la marinada durante al menos 15 a 2 4 horas.

8. Retirar los muslos de la marinada, secarlos bien y asarlos a fuego directo durante 10 a 15   minutos, dándoles

la vuelta regularmente, y luego cocinarlos a fuego indirecto durante unos 45 a 50 minutos con la tapa cerrada, dándoles la vuelta 1-5 veces.

9. Escurra la marinada sobre un colador y añada algunos de los trozos de cebolla a los muslos durante los últimos 5-10 minutos y déjelos cocer.

Antorchas De Barbacoa

Ingredientes

- 2 cucharadita de pimienta en polvo, dulce noble
- 1 cucharadita de mejorana seca
- |Sal y pimienta
- |perejil para decorar

- 30 lonchas de panceta, sin corteza
- 2 cucharadita, colmada, de polvo de curry
- 12 cucharadas de aceite

Preparación

1. Poner en remojo las brochetasdurante aproximadamente 2 hora.

2. Ensartar la carne por un extremo en una brocheta, empujarla hacia arriba, envolverla alrededor de la brocheta en forma de espiral y luego ensartar el otro extremo.

3. Para la marinada de curry: mezclar el curry con 5-10 cucharadas de aceite.

4. Para el marinado de pimentón: mezclar pimentón con mejorana, pimienta y 1-5 cucharadas de aceite.

5. Cubrir generosamente cada una de las 10 brochetas con el adobo, taparlas y dejarlas reposar en un lugar fresco durante 1-5 horas.

6. A continuación, asar las brochetas en un horno precalentado a 250°C durante 45 a 50   minutos hasta que estén crujientes.

7. Dar la vuelta una vez entre medias y espolvorear con sal.

8. En la parrilla, las brochetas necesitan un poco menos de tiempo, hay que tener un poco de cuidado, de lo contrario la carne se vuelve oscura y dura.

9. Disponer en un plato grande y espolvorear con perejil.

Pinchos De Pavo

Ingredientes

- 4 cucharadas de aceite
- 1500 g de pechuga de pavo cortada en cubos
- 48 rebanadas finas de jamón

- 2 lata/s de piña en rodajas (810 0 ml)
- 60 g de mezcla de especias para alitas de pollo

Preparación

1. Escurrir la piña.

2. Recoger el jugo. Mezclar la mezcla de especias, 4 cucharadas de agua, 12 cucharadas de zumo de piña y 2 cucharada de aceite.

3. Mezcle la pechuga de pavo con la marinada y déjela reposar durante unos 60 minutos.

4. Cortar la piña en trozos. Enrolle el bacon.

5. Alterne 4 rollos de tocino, trozos de piña y cubos de pechuga de pavo en las brochetas.

6. Coloque todas las brochetas una al lado de la otra en una bandeja de horno aceitada y úntelas con el resto de la marinada, si lo desea.

7. Asar en un horno precalentado a 400 grados durante unos 45 a 50 minutos.

8. Dar la vuelta a las brochetas a mitad del tiempo de asado y terminar de asarlas.

9. Servir con una ensalada mixta.

10. Las brochetas se preparan muy bien, sólo hay que meterlas en el horno.

Pescado tailandés a la parrilla

Tiempo total aprox.: 2 horas 20 minutos

Ingredientes

- 2 kg|filete(s) de pescado
- 2 cucharada de semillas de comino
- 4 cucharadas de salsa de ostras
- 200 ml de aceite (por ejemplo, de sésamo, girasol o cacahuete)
- 2 cucharadita de pasta de curry verde
- 1 limón(s), su zumo
- |Sal
- |Azúcar

Preparación

1. El pescado puede ser fresco o congelado, pero luego hay que descongelarlo.

2. Es una buena idea filetear el pescado antes de prepararlo, si no se han comprado ya los filetes.

3. Salar los filetes y azucararlos muy ligeramente.

4. En un tarro con tapa de rosca o en una coctelera, combine el aceite, la salsa de ostras, el comino, el zumo de limón y la pasta de curry.

5. Cuanto más tiempo y más intensamente se agite, más tiempo permanecerá la marinada como una emulsión.

6. Aplique el adobo al pescado y déjelo reposar en él durante al menos 3 horas en el frigorífico.

7. A continuación, póngalo en la parrilla caliente y áselo durante unos 5 a 10 minutos por cada lado.

8. Sírvelo con arroz o pan, vino blanco o cerveza.

9. Sugerencia: Si tienes uno, puedes utilizar el práctico volteador de pescado.

10. Para los aficionados al pescado, ¡vale la pena comprarlo!

Asado De Cuello A La Parrilla

Ingredientes

- |Sal y pimienta
- |Pimienta en polvo
- 1 paquete de Hierbas de Provenza, Tk
- |Cerveza negra

- 3 kg|cuello de cerdo en pieza
- 6 cucharadas de mostaza normal
- 20 lonchas de panceta, rayada
- 2 cebolla grande

Preparación

1. Cortar el cuello de cerdo una vez a lo largo en la parte inferior izquierda, pero sin cortarlo del todo, dejándolo en una sola pieza.

2. Ahora haga lo mismo en la parte superior derecha, de nuevo sin cortar hasta el final.

3. Prácticamente un doble filete maripos

4. a XXL. Sazonar con sal, pimiento, pimentón y hierbas congeladas y untar con mostaza.

5. Hazlo por ambos lados. Ahora cubra con el tocino rayado y la cebolla en rodajas.

6. Enrolla el cuello y envuélvelo con un buen y fuerte cordel de cocina.

7. Envuelve el asado en papel de aluminio y vuelve a envolverlo con hilo de cocina.

8. .

9. Ahora ponlo todo en el pincho de la parrilla y déjalo girar durante unas 1-5 horas.

10. Después de 5-10 horas, retira el papel de aluminio y deja que la carne gire durante otra media o una hora.

11. Depende de lo dorada que la quiera.

12. Durante este tiempo, rocíe la carne con la cerveza negra varias veces.

13. Todo el proceso lleva mucho tiempo, pero su paladar se lo agradecerá.

14. Es raro conseguir algo tan tierno y sabroso de la parrilla.

15. Servir con baguette de ajo, tzatziki y/o salsa BBQ.

Patatas Al Romero

Ingredientes

- 4 chorros de zumo de limón
- 2 cucharada de miel
- 2 cucharada de mostaza

- 200 g de patatas pequeñas
- 4 dientes de ajo
- 8 ramitas de romero
- 100 ml de aceite
- |Sal y pimienta

Preparación

1. Lave bem as batatas e ferva-as em água com sal sem descascar.

2. Descasque o alho e pique-o finamente.

3. Remova as agulhas de alecrim dos galhos e corte-as em cubos.

4. Combine o óleo com todos os outros ingredientes.

5. Atualmente você tem duas opções. Ou você pode adicionar batatas quentes à marinada e deixá-las macerar enquanto cobertas.

6. Depois podem ser colocados em espetos e grelhados.

7. Como alternativa, você pode aquecer a marinada em uma frigideira ou wok e fritar as batatas até dourar.

8. Minha recomendação: adicione creme de leite aos vegetais! Extremamente saborosa e leve.

9. Batatas alternadas e carne ou legumes em um espeto.

10. A criatividade é ilimitada.

jengibre, ajo y salsa de soja fermentada

Ingredientes

- 8 cucharadas de azúcar de caña moreno
- 12 cucharadas de aceite
- 2 00 ml|salsa de soja ligera
- 6 0 g de raíz de jengibre
- 6 dientes de ajo

Preparación

1. El jengibre y el ajo deben pelarse y cortarse en cubos finos.

2. Combine con aceite y salsa de soya ligera. El azúcar moreno se masajea en la carne.

3. Luego vierta la marinada sobre la carne que colocó en un bowl.

4. Asegúrese de que también haya algo de jengibre/ajo entre los trozos de carne.

Bistec en un palo

Ingredientes

- 1 cucharadita de ajo en polvo
- 1 cucharadita de cebolla en polvo
- 4 libras de filete de flanco, cortado en tiras finas
- 60 pinchos de madera empapados en agua
- 1 taza de salsa de soja
- 1/2 taza de aceite de oliva
- 1/2 taza de agua
- 4 cucharadas de melaza
- 4 cucharaditas de mostaza en polvo
- 2 cucharadita de jengibre molido

Direcciones

1. En una bolsa resellable grande, combine la salsa de soja, aceite de oliva, agua, melaza, mostaza en polvo, jengibre, ajo en polvo y cebolla en polvo.
2. Selle y agite la bolsa para mezclar.
3. Agregue las tiras de carne a la bolsa y selle.

4. Refrigere por lo menos 8 horas para adobar.

5. Precaliente el asador del horno. Hilo de la carne en los pinchos y el lugar en una parrilla rack.

6. Asar el filete por 10 a 15   minutos en cada lado.

7. Arreglar en un plato para servir.

Dos Chuletones A La Plancha Con

Salsa De Mostaza Y Romero

Ingredientes

- 4 cucharaditas de harina para todo uso
- 1/2 taza de caldo de carne reducido en sodio
- 2 cucharadita de romero fresco picado
- 2 cucharada de mostaza de Dijon gruesa
- 2 filete de t-bone de 2 onza sal y pimienta negra recién molida al gusto
- 2 cucharada de aceite de oliva
- 1/2 taza de vino tinto

Direcciones

1. Sazone el bistec con sal y pimienta al gusto.
2. Calentar el aceite de oliva en una sartén a fuego medio-alto.
3. Cocine el filete hasta que esté bien dorado en el exterior, y casi cocinado a su grado deseado de cocción en el

interior, de 10 a 15 minutos por lado para medio-raro.

4. Un termómetro de lectura instantánea insertado en el centro debe leer 200 grados F (10 8 grados C).

5. Retire el filete de la cacerola, y la tienda suelta con papel de aluminio para mantener caliente.

6. Limpie el aceite de la sartén y vierta el vino tinto; Cocine a fuego lento hasta que se reduzca a la mitad.

7. Batir la harina en el caldo de carne, luego revuelva en el vino rojo a fuego lento, junto con el romero y la mostaza de Dijon.

8. Vuelva a hervir; Cocine, revolviendo constantemente hasta que la salsa se reduzca ligeramente y espese. Mantener caliente a fuego lento.

9. Corte la carne del hueso, luego corte en trozos gruesos de 1/2 de pulgada.

10. Servir con la salsa de romero.

Sopa De Carne Vegetal Ii

Ingredientes

- 4 tallos de apio, picados
- 2 patata rallada, picada
- 1/2 cucharadita de tomillo seco
- 2 hoja de laurel
- 1/2 cucharadita de albahaca seca
- 2 1 libras de solomillo molido
- 2 taza de cebolla picada
- 4 (2 8 .10 onzas) de latas de tomate guisado
- 10 tazas de agua
- 2 cucharada de sal
- cubo de caldo de carne de 2 cubitos
- 4 zanahorias picadas

Direcciones

1. En un gran solomillo marrón de la olla común y la cebolla.

2. Escurrir la grasa y agregar los tomates, el agua, la sal, el caldo de carne, las zanahorias, el apio, las patatas, el tomillo, la hoja de laurel y la albahaca.

58

3. Cubra y cocine hasta que las verduras estén tiernas, aproximadamente 15 a 20 minutos.

Ingredientes

- 1 cucharadita de ajo en polvo
- 1 cucharadita de cebolla en polvo
- 1 cucharadita de pimienta de cayena
- 1 cucharadita de orégano
- 1/2 taza de azúcar
- 2 cucharadita de salsa picante
- 2 cucharadita de salsa Worcestershire
- 4 libras de carne picada
- 8 latas de frijoles
- 8 latas de tomates cortados en cubitos
- 2 botella de cerveza
- 2 de salsa de tomate a base de tomate
- 2 cebolla blanca grande, picada
- 12 dientes de ajo picados
- 4 cucharadas de salsa de chile
- 2 cucharadita de pimienta negra

Direcciones

1. Colocar la carne molida en una olla grande y cocinar a fuego medio hasta que esté uniformemente marrón.

2. Drene el exceso de grasa.

3. Mezcle los frijoles, los tomates picados, la cerveza, la salsa de chile, la cebolla, el ajo, el condimento de chile, la pimienta negra, el ajo en polvo, la cebolla, la pimienta de cayena, el orégano, el azúcar, la salsa picante y la salsa Worcestersh

4. ire. Llevar a ebullición.

5. Reduzca el fuego a bajo, y cocine a fuego lento durante unas 5 horas, revolviendo de vez en cuando.

Sopa De Fideos Con Pollo

Ingredientes

- 2 cucharadita de condimento para aves de corral
- 2 taza de apio picado
- 2 taza de cebolla picada
- 1/2 taza de almidón de maíz
- 1/2 taza de agua
- 6 tazas de carne de pollo cocida en cubitos
- 3 tazas de fideos de huevo anchos
- 2 cucharadita de aceite vegetal
- 20 tazas de caldo de pollo
- 2 1 cucharada de sal

Direcciones

1. Llevar a ebullición una olla grande de agua ligeramente salada.
2. Agregue los fideos de huevo y el aceite, y hiérvalos durante 10a 15 minutos, o hasta que estén tiernos.
3. Drene y enjuague con agua corriente fría.

4. En una cacerola grande o en un horno holandés, combine el caldo, la sal y el condimento de las aves de corral.
5. Llevar a ebullición. Agregue el apio y la cebolla.
6. Reduzca el fuego, cubra y cocine a fuego lento durante 25 a 30 minutos.
7. En un tazón pequeño, mezcle la maicena y el agua hasta que el almidón de maíz esté completamente disuelto.
8. Poco a poco agregue a la sopa, revolviendo constantemente.
9. Agregue los fideos y el pollo, y caliente.

¡Excelente Pollo A La Barbacoa Del Día De Los Caídos!

Ingredientes

- 3 cucharadas de azúcar morena
- 2 1 cucharadas de ketchup
- 12 mitades de pechuga de pollo deshuesadas y sin piel
- 1 taza de salsa Worcestershire
- 2 cucharadita de condimento Cajun
- 2 cucharadita de ajo en polvo

Direcciones

1. En un tazón grande, mezcle la salsa Worcestershire, el condimento Cajun, el ajo en polvo, el azúcar moreno y el ketchup.

2. Coloque el pollo en el tazón, y cubra completamente con la mezcla de salsa.

3. Cubrir y refrigerar 8-8 ½ horas o durante la noche.

4. Caliente una parrilla al aire libre para un calor medio, y ligeramente aceite.

5. Deseche el adobo, y asar el pollo 10 a 15 minutos por lado en la parrilla preparada, o hasta que ya no rosa y jugo claro.

Brochetas De Pollo En Adobo

Teriyaki

Ingredientes

- 2 cucharada de sake
- 100 g de cebolla(s) de puerro
- 2 diente/s de ajo
- |copos de chile

- 6 00 g de filete de pechuga de pollo
- 4 cucharadas de aceite (de soja)
- 2 cucharadita de aceite de sésamo
- 4 cucharadas de salsa de soja dulce
- 2 cucharada de miel

Preparación

1. Enjuague el pollo, séquelo y córtelo en rodajas finas. Cortar pequeños cuadrados de las rodajas de pollo y ensartarlas en un palo de madera fino.

2. Poner las brochetas en remojo toda la noche en una marinada de aceite de soja, aceite de sésamo, salsa de soja dulce, miel, sake, cebolletas cortadas en aros, ajo finamente picado y algunos copos de chile.

3. Al día siguiente, saque las brochetas de pollo de la marinada y colóquelas directamente en una parrilla precalentada.

4. Las brochetas deben asarse a temperatura media durante 10 a 15 minutos por cada lado.

5. También puede dorar las brochetas en una sartén recubierta a temperatura media durante unos 10 minutos por ambos lados.

6. Servir con setas chinas y arroz basmati o fideos de cristal.

Brochetas De Pescado A La Provenzal

Ingredientes

- 16 cucharadas de aceite de oliva
- 4 cucharadas de salsa de soja
- |Hierbas de Provenza
- |Pimienta recién molida

- 500 g de filete(s) de pescado rojo
- 16 langostinos eviscerados
- 2 pimiento rojo
- 500 g de calabacín
- 2 diente(s) de ajo

Preparación

1. Corte o filé de cantarilho em pedaços pequenos.

2. Lave e seque o camarão.

3. Corte a pimenta ao meio e retire o caule e as sementes.

4. Em seguida, lave e corte o pimentão em pedaços pequenos.

5. Lave a abobrinha e depois corte-a em fatias finas.

6. Passe alternadamente o cantarilho, o camarão, a abobrinha e o pimentão em quatro espetos.

7. Passe o alho descascado por um espremedor de alho.

8. Misture com o azeite, molho de soja, ervas de Provence e pimenta e pincele nos espetos.

9. Coloque os espetos em uma grelha pré-aquecida por oito minutos.

10. Vire os espetos várias vezes enquanto aplica a mistura de óleo neles.

Patata Gratinada En Horno Holandés

Ingredientes

- 2 00 g de queso de montaña rallado
- 500 g de queso Edamer rallado
- |Aceite de canola o de girasol para la olla.

- 5 kg de patatas cocidas
- |Nuez moscada, rallada
- 600 ml de nata
- 500 ml de leche
- |Sal y pimienta

Preparación

1. Pelar las patatas y ponerlas en remojo en agua durante unos 60 minutos para eliminar parte del almidón.

2. Mientras tanto, unte la olla holandesa con aceite de canola o girasol.

3. Corta las patatas en rodajas finas y uniformes, preferiblemente con un robot de cocina.

4. A continuación, colóquelas en capas en la olla holandesa, espolvoreando un poco de nuez moscada entre cada capa o, mejor aún, rallándola fresca.

5. Verter la nata y la leche en un cazo, sazonar con sal, pimienta y nuez moscada al gusto y llevar a un breve hervor.

6. Vierta la salsa caliente sobre las patatas y luego espolvoree el queso emmental y de montaña rallado por

encima. Para un FT6, utilizo 28 brasas, 8 en la parte inferior y 2 8 en la superior.

7. El gratinado está hecho cuando el queso muestra un ligero dorado.

8. El tiempo de cocción es de unos 150 a 160 minutos.

Rollitos de pavo servidos con yogur de pepino y ensalada

Ingredientes

- 2 trozo(s) de pepino, de unos 20 cm
- 4 dientes de ajo
- 1 manojo de eneldo
- 1000 g de yogur 6 ,10
- 2 ensalada según la temporada y las preferencias
- posiblemente aderezo, ligero al gusto

- 2 manojo de perejil picado
- posiblemente cebolla(s), picada(s)
- 1200 g de carne picada de ternera o cordero
- 4 huevos

- un poco de sal marina
- |Pimienta
- 1 cucharadita de comino molido
- 8 pizcas de comino en polvo
- 8 pizcas de pimentón en polvo
- un poco de aceite (de girasol)

Preparación

1. Amasar la carne picada con perejil, eventualmente cebolla, huevo y las especias y sazonar bien.

2. Formar –35 a 40 rollitos con la mezcla.

3. Freír los panecillos en una sartén o en la parrilla hasta que se doren por todos lados.

4. Lavar, pelar y rallar el pepino.

5. Picar los dientes de ajo, lavar el eneldo y secarlo, luego picarlo.

6. Mezclar el yogur en un cuenco hasta que esté suave, añadir todo y sazonar fuertemente con sal y pimienta.

7. Mezclar una ensalada al gusto, eventualmente aliñar con un aderezo ligero.

8. Disponer todo junto de forma agradable en los platos.

Salmón A La Parrilla

Ingredientes

- 8 cucharadas de salsa de soja
- 8 cucharaditas de aceite de sésamo
- 8 cucharadas de queso azul
- 8 cucharaditas de eneldo fresco o congelado

- 8 rodajas de salmón congeladas
- 2 calabacín
- 2 pimiento(s) rojo(s)
- 2 cebolla(s)
- 2 diente/s de ajo

Preparación

1. Lavar y cortar las verduras en rodajas.

2. Rompa 5-10 trozos de papel de aluminio, divida las verduras de manera uniforme y colóquelas sobre el papel.

3. Coloque el pescado encima y sazone con sal y pimienta.

4. Formar barquitos con el papel de aluminio, dejando un hueco sólo en la parte superior.

5. Vierta la salsa de soja y el aceite de sésamo por encima y espolvoree el queso sobre el pescado.

6. Espolvorear el eneldo por encima.

7. Colóquelo en la rejilla y déjelo cocer durante unos 50 a 55 minutos.

8. Servir con pan blanco recién horneado o pan de cebolla.

Dorada A La Parrilla

Ingredientes

- |Sal y pimienta
- 2 limón, sin tratar
- 2 manojo de perejil

- 2 dorada(s)
- 2 cucharadita de aceite de oliva
- 2 manojo de romero

Preparación

1. Salpimentar el interior de la dorada lavada y eviscerada, rellenar el bolsillo de la barriga con las hierbas y luego echar con cuidado un poco de aceite de oliva para que no se escape nada.

2. Corta el limón por la mitad y exprime un poco de zumo de una mitad y añádelo al pescado.

3. Corta la otra mitad y úsala para cubrir el exterior del pescado por ambos lados.

4. Coloque el pescado con las rodajas de limón en las pinzas de la parrilla y luego áselo por ambos lados durante unos 20 minutos a fuego no muy alto. Para servir, retire las rodajas de limón exteriores.

5. Éstas sólo tienen una función protectora y garantizan que el pescado se mantenga bien jugoso.

Bratwurst Casero

Tiempo total aprox.: 8 8 minutos

Ingredientes

- 2 limón
- 2 pizca de azúcar de caña
- 2 cucharadita de sal y pimienta
- |tripa, (salchicha), (aprox. 6 m)

- 1500 g|Cerdo, de la paleta
- 500 g de jamón
- 2 manojo de cilantro
- 4 guindillas
- 2 diente/s de ajo
- 2 lima(s)

Preparación

1. Primero corta la carne en cubos. El tocino se cortó en trozos pequeños.

2. A continuación, retire los tallos del cilantro y pique las hojas en trozos grandes.

3. Retire las semillas de los pimientos y luego córtelos en rodajas. Picar el ajo finamente.

4. Ralla finamente las cáscaras de limón y lima.

5. Sazone con azúcar de caña, sal y pimienta.

6. Mezcle todo a mano.

7. Use una picadora de carne en la mezcla.

8. Ahora, coloca con cuidado la masa en el envoltorio de la salchicha.

9. Pasados unos 40 cm, apretar y enrollar el envoltorio.

10. Antes de colocar las salchichas en la parrilla, asarlas indirectamente en una

bandeja recogegotas hasta que cambien de color.

11. Luego voltee las salchichas una vez mientras las asa a fuego directo.

Sopa De Fideos Con Pollo

Ingredientes

- 2 taza de apio picado
- 2 taza de cebolla picada
- 1/2 taza de almidón de maíz
- 1/2 taza de agua
- 6 tazas de carne de pollo cocida en cubitos
- 1-5 tazas de fideos de huevo anchos
- 2 cucharadita de aceite vegetal
- 20 tazas de caldo de pollo
- 2 1 cucharada de sal
- 2 cucharadita de condimento para aves de corral

Direcciones

1. Llevar a ebullición una olla grande de agua ligeramente salada.
2. Agregue los fideos de huevo y el aceite, y hiérvalos durante 10 a 15 minutos, o hasta que estén tiernos.
3. Drene y enjuague con agua corriente fría.

4. En una cacerola grande o en un horno holandés, combine el caldo, la sal y el condimento de las aves de corral.
5. Llevar a ebullición. Agregue el apio y la cebolla.
6. Reduzca el fuego, cubra y cocine a fuego lento durante 25 a 30 minutos.
7. En un tazón pequeño, mezcle la maicena y el agua hasta que el almidón de maíz esté completamente disuelto.
8. Poco a poco agregue a la sopa, revolviendo constantemente.
9. Agregue los fideos y el pollo, y caliente.

Sopa De Pollo De Fácil Cocción Lenta

Ingredientes

- 2 taza de apio picado
- 2 taza de zanahorias picadas
- 6   pequeños pimientos morrones, picados
- Mezcla de sopa de cebolla seca de 2 paquete (2 onza)

- 4 tazas de agua
- 2 (2 0.710 onzas) puede crema condensada de sopa de champiñones
- 8 mitades de pechuga de pollo deshuesadas y sin piel
- 2 cebolla picada

Direcciones

1. Mezcle el agua, la crema de champiñones, el pollo, la cebolla, el apio, las zanahorias, los pimientos morrones y la sopa de cebollas en una olla de cocción lenta.

2. Cocine a fuego lento durante 10 a 15 horas.

3. Triture el pollo con dos tenedores y mezcle bien la sopa.

Salsa De Nacho De Pollo

Absurdamente Picante

Ingredientes

- 1/2   taza de crema agria
- 1/2   taza de cebolla verde en cubitos
- 2 1 cucharadas de salsa de taco
- 4   cucharadas de pimienta jalapeño picada, o al gusto (opcional)
- 2   taza de frijoles negros, enjuagados y escurridos
- 2 (2 8   onzas) de tomates cortados en cubitos con chiles verdes , escurridos
- 2 (2 libra) de pasta de queso procesada , en cubos
- 4 grandes mitades de pechuga de pollo deshuesadas sin piel y sin piel, trituradas

Direcciones

1. Coloque los tomates cortados en cuadritos, el queso procesado, la carne

de pollo, la crema agria, la cebolla verde, el condimento de tacos y la pimienta de jalapeño en una olla de cocción lenta.

2. Cocine a fuego alto, revolviendo de vez en cuando hasta que el queso se haya derretido y la salsa esté caliente, de 1-3 horas.

3. Agregue los frijoles negros y cocine 25 a 30 minutos más para recalentar.

Ensalada De Pollo Al Curry

Ingredientes

- 4 cucharadas de cebolla roja picada
- 2 cucharadita de jugo de limón
- 1 cucharadita de salsa Worcestershire
- 1 cucharadita de curry en polvo
- sal y pimienta para probar
- 12 rodajas de tocino
- 6 tazas de carne de pollo cocida en cubitos
- 1 taza de apio picado
- 2 taza de uvas sin semillas
- 2 taza de mayonesa

Direcciones

1. Coloque el tocino en una sartén grande y profunda.
2. Cocine a temperatura media-alta hasta que esté uniformemente dorado.
3. Crumble y reservado.
4. En un tazón grande, combine tocino, pollo, apio y uvas.

5. Prepare el aderezo en un tazón pequeño batiendo juntos la mayonesa, cebolla, jugo de limón, salsa Worcestershire, curry y sal y pimienta.

6. Vierta sobre la ensalada y mezcle bien.

www.ingramcontent.com/pod-product-compliance
Lightning Source LLC
Chambersburg PA
CBHW070542030426
42337CB00016B/2309